AF496340

EFFETS SPÉCIAUX

DE QUELQUES SOURCES MINÉRALES

DANS LE

TRAITEMENT DE LA GOUTTE

OBSERVATIONS COMPARATIVES ET PRATIQUES

SUIVIES D'UNE ÉTUDE PARTICULIÈRE SUR LES EAUX DE BADEN
EN SUISSE

PAR

LE DOCTEUR F.-F.-A. POTTON.

Ancien président de l'Académie des sciences, belles-lettres et arts de Lyon,
Ancien président de la Société impériale de médecine,
Membre de plusieurs Sociétés savantes.

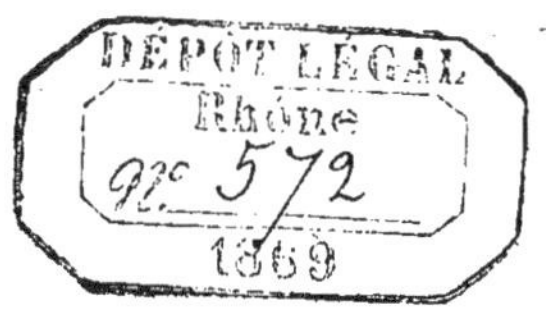

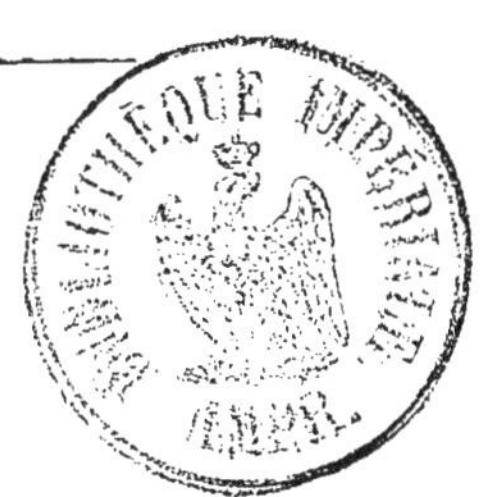

LYON
IMPRIMERIE D'AIMÉ VINGTRINIER
Rue de la Belle-Cordière, 14.

1869

TRAITEMENT DE LA GOUTTE

Quid expertus sum, quid vidi, scripsi.

PREMIÈRE PARTIE.

La question des eaux minérales, a écrit un auteur justement célèbre, est, sans contredit, pour une certaine classe de médecins et de malades, une des questions thérapeutiques les plus dignes de fixer l'attention du praticien.

Partageant cette manière de voir, poursuivant, je n'ose dire la guérison, mais le soulagement de mes misères personnelles, contre lesquelles la médecine pharmaceutique avait échoué, j'ai parcouru, fréquenté un bon nombre d'établissements thermaux. Durant mon séjour, les eaux minérales, leurs propriétés spéciales ont été de ma part le sujet de recherches et d'études persévérantes. Le travail que je publie est le simple résumé analytique de mes observations continuées pendant plus de trente ans, sur le traitement de *la goutte et de ses manifestations*. Cette persistance n'aura pas lieu de surprendre lorsqu'on saura que durant ce long espace de temps, j'ai lutté, contraint de combattre *pro domo meâ*.

Dans ces notes, je me propose d'indiquer, d'éclairer si je puis, quelques points encore vagues, ou mal déterminés de pathologie et de thérapeutique. Je n'ai point la prétention d'apporter une doctrine ou une découverte nouvelle, je désire seulement appeler l'attention sur les faits qui ressortent de ma longue pratique, pour qu'ils puissent servir, s'ils sont confirmés par d'autres, à rectifier certaines croyances, auxquelles des expériences nombreuses m'ont contraint de renoncer.

Mes propositions, basées sur une longue pratique, ne seront pas toutes en harmonie avec des idées reçues, des assertions formulées par des collègues recommandables, je le crains. Mais, sans parti pris, libre de toute attache, n'ayant aucun motif pour exalter les mérites d'une source au détriment d'une autre, j'use de mon indépendance de médecin et de malade, pour exprimer avec franchise ce qui pour moi est devenu une vérité.

Par leur position, les médecins instruits attachés aux stations thermales peuvent ne pas être toujours les meilleurs juges dans l'appréciation des faits : sans le vouloir, sans s'en douter même, ils sont disposés à se faire illusion, convaincus de ce qu'ils désirent de bonne foi.

Je laisserai de côté, à dessein, les monographies, les mémoires, les prospectus, j'allais presque dire les réclames qui nous arrivent tous les jours, où les eaux sont présentées comme une véritable panacée universelle, où la liste des maux qu'elles guérissent est la table d'un traité complet de pathologie. Consultant rarement les auteurs, sans toucher en quelque sorte aux discussions, aux explications théoriques que la goutte a fait naître, je me contente de soumettre à l'examen et au jugement des médecins les effets de la médication thermale constatés chez moi et chez d'autres malades que j'avais sous les yeux, que je suivais avec attention, étant, par mes conseils, demeuré responsable du traitement et de ses conséquences.

De courtes considérations préliminaires établiront les principes qui m'ont servi de guides pour la composition de cet écrit.

Sans aucun doute, les eaux minérales sont des modificateurs puissants de l'organisme : pour que la médecine tire le meilleur parti possible de ces ressources précieuses, il est indispensable de préciser, de *spécifier* les cas d'application. Quelles que soient les mesures prises et l'habileté qui préside à leur administration, leur influence ne saurait être identique et constante : il faut, avant toutes choses, bien connaître, déterminer les propriétés particulières qu'elles possèdent suivant les indications présentées par la maladie.

Mon ami, notre confrère le docteur Pétrequin, dans son excellent livre sur les eaux minérales, composé avec le docteur Socquet, a développé cette proposition avec le savoir et l'autorité que lui donnent ses connaissances approfondies sur cette matière.

C'est avec juste raison que la plupart des monographies ont comme point de départ dans l'étude des eaux, leur description physique et chimique, leur analyse. Mais, ces recherches plus ou moins rigoureuses ne servent, le plus ordinairement, qu'à établir les propriétés générales, on ne prend pas garde que ces données sont insuffisantes dans la pratique pour fixer la valeur propre, l'efficacité des sources dont on doit faire usage ; il y a d'autres forces encore qu'il importe de consulter : l'impression exercée sur les organes, l'effort, le degré de réaction qui se produisent dans les actes de *chimie vivante*, les manifestent. Dans la médication thermale, il ne s'agit pas seulement d'ajouter, de substituer un ou plusieurs éléments nouveaux, d'éliminer des principes hétérogènes ou pernicieux, pour changer un état pathologique, rétablir l'équilibre des fonctions. Le problème à résoudre est plus complexe : pour arriver au but que le médecin s'efforce d'atteindre, il faut tenir compte à la fois de la composition des eaux et des conditions qui se rencontrent dans les maladies, de leurs formes spéciales, de leurs caractères individuels. Pour la goutte, par exemple, ce sont certains symptômes, certaines dispositions organiques qui doivent servir de règle principale, sinon unique, dans le traitement.

Le choix des eaux, qui semble naturel, simple *à priori* et tout tracé, doit nécessairement varier suivant les manifestations, les complications qui surgissent. L'expérience est la pierre de touche la plus sûre; si on la consulte, elle fournit des enseignements dont le praticien doit profiter. M. Durand-Fardel a très sagement insisté sur l'importance de ces faits en démontrant les erreurs, les dangers qui peuvent résulter des théories chimiques adoptées comme bases premières, essentielles de la médication thermale; de nos jours, cependant, ces théories irrationnelles sont encore en grande faveur auprès de quelques médecins et d'un grand nombre de malades.

On ne saurait apporter trop de soin, je l'admets, dans la recherche des principes, sels, gaz, substances diverses qui existent dans les eaux minérales : leur étude a rendu et rend des services signalés. Une chose est certaine : des changements, des transformations s'accomplissent dans les tissus vivants sous l'influence des éléments déterminés dans les eaux prises à leur source, conservées ou fabriquées dans les laboratoires : mais ces eaux ne modifient l'organisme qu'en raison de son activité vitale, de sa puissance, de ses conditions propres, physiologiques ou morbides. La réaction varie ainsi par l'effet de causes très-diverses dont il est important de tenir compte, dans les cas particuliers.

Il ne faut point oublier, d'autre part, que la chimie n'analyse qu'une partie des éléments, que les corps pondérables; il est d'autres principes qui échappent aux procédés opératoires, qui même sont détruits par les moyens investigateurs mis en œuvre. L'électricité, le magnétisme, la chaleur, l'air, la lumière, etc...., influent largement dans la combinaison intime des eaux, et par conséquent sur leurs propriétés thérapeutiques : il y a là par la présence, ou l'absence, la condensation ou la volatilisation de ces principes, des agents qui amènent des différences notables, elles se sentent, se constatent par la pratique, bien que la science n'ait pu encore les préciser. Ces forces occultes sont révélées par l'impression exercée sur les organes par des eaux minérales dont les effets sont loin d'être identiques, quoique les principes constituants matériels, accusés par l'analyse, semblent les mêmes, offrent du moins la plus grande analogie dans leurs proportions et leur nature. Outre ces éléments reconnus, pesés et comptés, il faut donc admettre d'autres forces inhérentes, organiques, *géniales*, si je puis m'exprimer ainsi. Ces forces latentes changent suivant la manière dont elles ont été liées aux divers composés; leur valeur et leur action intrinsèque varient suivant leur degré d'affinité, en suivant des conditions spéciales qui nous échappent.

Pour ne parler ici que de la goutte, il est avéré pour moi qu'elles jouent un rôle essentiel dans la médication thermale qu'on lui oppose.

Dès l'âge de vingt-deux ans, ayant éprouvé les premières atteintes d'une goutte héréditaire, j'ai partagé de bonne heure la confiance que les eaux de Vichy inspiraient à un grand nombre de médecins et de malades qui les regardaient comme très-efficaces, leur attribuaient une puissance souveraine entre toutes les eaux thermales de France, pour guérir, ou tout au moins pour calmer les crises, diminuer la violence des accès, prévenir leur retour, soit en modifiant la prédisposition constitutionnelle, soit l'organisme et les désordres des fonctions. Au début, j'ose l'affirmer, ces eaux alcalines m'ont été favorables dans leurs conséquences immédiates. Prises avec réserve, lorsque les accidents locaux, inflammatoires d'une crise aiguë et régulière étaient tombés, elles ont agi heureusement sur les organes, ont semblé les ramener à leur état physiologique normal. Le soulagement a été manifeste, je l'ai remarqué pareillement chez plusieurs malades qui se trouvaient dans des conditions semblables aux miennes. Il n'y a donc rien d'étonnant à ce que tous les ouvrages qui traitent des eaux minérales vantent les effets spéciaux des sources de Vichy, dans la goutte ou dans les affections goutteuses. Mais, j'ai reconnu trop tôt, pour ce qui me concerne, que l'influence salutaire de ce traitement n'a été que d'une très-courte durée ; le même fait s'est produit chez la plupart des malades que j'ai observés. Dans l'immense majorité des cas, je suis persuadé aujourd'hui que les bénéfices retirés sont éphémères, : je regarde comme très-exceptionnels les exemples de guérisons, ou de rechutes à longue date, consignés dans des auteurs estimables, dont il n'est pas permis de suspecter le témoignage. Le mal n'est point, comme quelques-uns l'ont prétendu, attaqué dans son essence.

Il n'entre point dans ma pensée de discuter le système fondé sur la saturation alcaline, de rechercher si la goutte est due à la présence de l'acide urique ou de ses composés existant en excès dans le sang. Je crois depuis bien longtemps, au contraire, que c'est la goutte qui est cause de ces produits anormaux et des dépôts d'urate qui se forment dans certains points. Je sais bien que cette manière de voir n'explique pas ce que c'est que la goutte, mais elle empêche de prendre l'effet pour la cause. N'est-il pas démontré, d'ailleurs, que ces principes morbides, considérés comme les éléments primordiaux de la maladie, se rencontrent dans d'autres affections qui n'ont avec elle aucun rapport?

Il ne faut point attacher une importance trop grande aux changements qui ont lieu sous l'empire des eaux de Vichy, dans l'état, dans les qualités du sang; la neutralisation, l'élimination des acides ou des sels auxquels ils donnent naissance ne suffisent pas à la guérison. Ces phénomènes fréquemment ne sont que transitoires. Par leurs propriétés apéritives, fortement diurétiques, les eaux de Vichy, en général, se digèrent avec une facilité extrême; après quelques jours, il arrive qu'elles passent directement, presque immédiatement, de l'estomac des goutteux dans le système rénal. Cette absorption active, exagérée par les vaisseaux et les conduits lymphatiques surexcités, permet de soutenir qu'à une certaine période, il ne s'opère plus, en quelque sorte, qu'une filtration, qu'un véritable lavage. L'acide urique et ses composés ont cessé dès lors d'être appréciables dans les urines par les réactifs les plus délicats ; malgré ce fait, l'ensemble de l'économie n'est plus impressionné profondément.

La médication alcaline n'agit point sur l'organisme d'une façon aussi radicale que plusieurs l'ont avancé ; elle finit par ne s'adresser qu'à un appareil, sans donner, comme on le croyait, par les modifications observées dans la sécrétion urinaire, la mesure exacte des effets thérapeutiques généraux. Qu'on ne soit donc pas surpris de la promptitude avec laquelle cette prétendue saturation s'efface chez quelques sujets. J'ai vu des diabétiques, des goutteux qui, pendant le traitement alcalin, n'offraient plus un atome de sucre ou d'acide urique, et qui en présentaient derechef une quantité très-notable six ou huit jours après. Les choses se passent pareillement ainsi après l'usage d'autres eaux thermales, mais c'est à Vichy que cette constatation est rendue plus facile par la forte alcalinité des eaux. Lorsqu'à la suite de cette médication, il y a dans les accidents goutteux une amélioration reconnue, est-on donc en droit d'affirmer qu'elle dérive exclusivement des propriétés alcalines énergiques qu'elles possèdent? Ne sait-on pas que des eaux bien différentes par leurs principes constituants, qui n'ont pas sur le sang la même action altérante, réussissent également dans la goutte?

Les médecins qui, par esprit de système, ont repoussé toujours l'intervention des eaux dans le traitement des manifestations goutteuses, me paraissent avoir négligé leur influence fâcheuse sur les qualités du sang, ils ont parlé de la cachexie alcaline et de ses conséquences sur l'économie : je suis loin de partager toutes leurs craintes à cet égard. On ne doit pas assurément, forcer, comme on le recommandait autrefois, la médication alcaline, altérante, car, au lieu de soulager, de guérir, si on la pousse à outrance, il est vrai qu'elle exerce une action débilitante, provoque un état dyscrasique du sang : la violence, la douleur des crises peut bien être ainsi atténuée, mais le résultat le plus ordinaire semble être d'entretenir le mal, de prolonger la durée des accès. Les cas dans lesquels il convient d'affaiblir les goutteux ne sont pas toujours les plus fréquents ; il me serait facile de citer des exemples de goutte suraiguë passer d'emblée à l'état chronique par l'emploi des évacuations sanguines et des remèdes alcalins à haute dose.

En résumé, dans ma conviction, les eaux de Vichy peuvent être utiles dans la goutte, mais dans des limites peu étendues ; leurs effets se soutiennent rarement. Suivant ma propre expérience, elles semblent convenir principalement dans la goutte à forme régulière, aiguë, avant que des accès multipliés n'aient laissé dans les tissus organiques de traces des lésions matérielles persistantes.

A la suite d'une première, d'une seconde saison, lorsqu'un soulagement a eu lieu, il n'est, presque toujours, que momentané, malgré le régime et les précautions que les malades s'imposent. Si on persiste dans cette médication thermale, les effets salutaires deviennent presque nuls et cessent d'être en rapport avec les dérangements, les sacrifices qu'ils nécessitent. Aussi, personne n'admire plus que moi cette foi robuste de certains goutteux qui poursuivent, pendant dix ou quinze ans de suite, une médication qui modifie à peine leur état d'une manière éphémère, je répète. Les accidents caractéristiques reparaissent bientôt ; l'insuccès ne rebute pas les patients : ils espèrent, bon gré mal gré, prévenir le retour de leurs souffrances.

Mais les médecins prudents, avertis par les faits, évitent de demander à cette médication plus qu'elle ne comporte rationnellement. Lorsque la goutte est chronique, invétérée, s'accompagnant d'altérations profondes, il est de leur devoir de répéter aux malades qu'en insistant outre mesure ils s'exposent à des accidents plus terribles, et même à des répercussions mortelles. Les exemples abondent.

Une autre cause, que je tiens à signaler, m'a rendu très-circonspect, très-réservé dans le traitement de la goutte par les eaux de Vichy.

Cette affection n'est pas constamment une *entité*, une maladie simple, sans complications. Un nombre considérable de sujets frappés par elle dès l'âge de quarante-cinq ans, et souvent beaucoup plus tôt, sont pris de douleurs rhumatoïdes qui viennent aggraver l'état morbide primitif et l'accompagnent dans ses manifestations. Ici, une question se présente : le rhumatisme et la goutte sont-ils la même maladie, comme Chomel, Requin, Grisolle l'ont avancé? Pour moi, je ne partage nullement cette opinion; je n'hésite plus à reconnaître deux maladies distinctes dans leur analogie, aussi bien que dans quelques-uns de leurs symptômes. M. Pidoux les considère comme deux embranchements partis d'un même tronc, comme deux affections ayant une racine commune; ce sont deux manifestations de l'arthritisme des anciens. Existe-t-il une maladie que l'on puisse désigner sous le nom de rhumatisme goutteux? Trousseau et Durand-Fardel le nient; une foule de praticiens recommandables, et parmi eux Bertrand du Mont-Dore, Boirot-Desserviers, Franck, admettent le rhumatisme goutteux, lui assignent des caractères propres ; ainsi, c'est à lui qu'ils rapportent les engorgements suivis de déformations, d'ankyloses des petites articulations de la main. Sans entrer dans le fond même de la discussion, je dirai : je sais trop, et par mes propres douleurs, et par des observations fréquentes, que le rhumatisme et la goutte existent souvent ensemble, que ces maladies ou marchent de concert, ou réagissent l'une sur l'autre, les désordres alors ont un cachet tout spécial qu'ils tirent de cette double origine : cette remarque n'avait point échappé aux anciens. Il n'est pas rare de voir, selon les causes qui prédominent, le rhumatisme amener une crise de goutte, ou bien la goutte précéder le rhumatisme et entraîner une attaque rhumatismale. Après un certain nombre d'accès, les traits distinctifs s'effacent, et lorsque les deux influences étiologiques persistent, les deux affections se confondent, sont une nouvelle disposition pathologique. Pour un observateur attentif et intéressé, quelques-unes des manifestations respectives, seulement, peuvent être saisies pendant un temps plus ou moins long, servir au diagnostic de cet état complexe. Dans cette maladie protéiforme, le traitement par les eaux minérales est le meilleur moyen, le plus sûr pour établir la nature, la cause des accidents.

Si, comme je le pense, la goutte simple, même héréditaire, peut être soulagée par les eaux de Vichy, il n'en est pas de même pour la goutte lorsque le rhumatisme l'accompagne ou se combine avec elle. Dans ces dernières conditions, ces eaux réveillent, raniment le plus habituellement les souffrances. Il survient une crise, soit durant la médication, soit presque aussitôt après. Cette épreuve qui, pour moi, s'est produite deux années de suite, m'a détourné à jamais de Vichy. J'ai dû y renoncer pareillement pour un certain nombre de malades qui ont subi un sort semblable au mien. Insister après de tels avertissements, c'est courir la chance d'accidents plus graves ; car c'est surtout alors qu'on s'expose à ces déplacements erratiques, à ces fluxions sur les organes essentiels à la vie qui ont à si juste titre fixé l'attention des praticiens.

On ne saurait trop le répéter, le rhumatisme goutteux, comme je l'entends, est devenu maintes fois pour la médecine une source de déceptions et de revers, lorsqu'elle a tenté de provoquer, quand même, la résolution des inflammations chroniques, des engorgements des tissus blancs, des nodosités articulaires. Le docteur C. Petit, qu'on n'accusera pas de timidité dans le traitement de la goutte, dont on connaît la foi ardente qui le dirigeait, ne s'est nullement inquiété de la goutte rhumatismale, n'en parle en aucune façon dans ses écrits. Cependant, dans ses dernières publications, il se montre plus réservé dans l'administration des eaux, moins absolu. Si j'ai bien compris quelques-unes des observations dans lesquelles il est moins affirmatif, paraît plus timide et abondonne en quelque sorte sa méthode ordinaire, il me semble qu'elles se rapportent à des sujets soumis à la double influence morbide.

M. Barthez ne craint pas de conseiller les eaux de Vichy dans le rhumatisme; il les considère comme favorables et indiquées dans cette affection. On trouve dans son ouvrage une statistique prouvant les succès qu'il a obtenus; elle n'est tirée, dit-il, que de sa pratique sur les lieux. Mes observations personnelles sont en désaccord complet avec celles de cet estimable confrère. Et si les médecins, en général, ne songent guère dans les affections arthritiques à diriger les malades sur Vichy, c'est qu'ils doutent des avantages qu'elles peuvent offrir dans ces cas et de leur efficacité. N'oublions pas que les médecins attachés aux stations thermales, le plus souvent, ne voient les malades qu'en passant, qu'ils ignorent, après le départ, les phénomènes consécutifs. Cette considération est importante à noter, elle est susceptible de donner moins d'autorité à certains chiffres que d'autres viennent réfuter.

En ce moment même, il ressort de ma pratique que si la disposition rhumatoïde existe ou prédomine, les eaux alcalines sodiques ne sont pas sans danger.

M. L..., homme vigoureux, bien portant, dans sa trente-neuvième année, contracte au mois de juin dernier un rhumatisme articulaire aigu à la suite d'un bain froid pris dans le Rhône. Un traitement énergique, excitant, diaphorétique est mis en usage, provoque une violente crise de gravelle à la suite de laquelle le malade est dirigé sur Vichy. Les accidents du côté des reins disparaissent ; mais aussitôt une sciatique aiguë se déclare, et depuis plus de quatre mois, elle a résisté aux moyens rationnels les plus actifs.

Les faits que je viens d'exposer ne sauraient diminuer l'importance, la véritable valeur des eaux de Vichy aux yeux des médecins : leurs propriétés, leurs vertus constantes, avérées dans beaucoup d'autres altérations pathologiques, leur assurent une place exceptionnelle parmi les ressources dont dispose la thérapeutique thermale. Seulement, nos observations prolongées, au lieu de nous porter à élargir la sphère des attributions de ces eaux, tendent à la réduire. Lorsque le médecin consulte l'expérience en dehors de tout esprit systématique, il est fréquemment, dans l'intérêt des malades, forcé de *spécialiser* les applications. Une détermination plus précise évitera bien des mécomptes dans la pratique.

L'insuffisance ou les insuccès des moyens essayés jusque-là n'ont point éteint en moi l'idée, le besoin de chercher ailleurs des ressources contre une maladie que j'avais un double motif de combattre. J'ai porté autre part mes études expérimentales. Laissant les *eaux alcalines, bicarbonatées sodiques*, je suis venu à des eaux *alcalines mixtes*, à celles du moins que le docteur Pétrequin, désigne ainsi dans sa classification.

Les eaux de Néris, plus faiblement minéralisées que les précédentes, moins actives sous quelques rapports, sont loin de m'inspirer les mêmes craintes dans le traitement de diverses formes de la goutte ou du rhumatisme goutteux. Si elles ne m'ont pas toujours réussi, si elles n'ont pas toujours répondu à mes espérances, je n'ai jamais eu d'accidents sérieux à regretter pour les avoir conseillées. Diurétiques comme les premières, mais plus légèrement, se supportant beaucoup moins bien à l'intérieur, elles impressionnent la peau d'une manière plus agréable, plus douce. Elles ont un effet plus marqué pour exciter graduellement ses fonctions et celles des autres organes sécréteurs. Moins fortes, moins directement actives pour stimuler les organes, leur action dans quelques cas semble rester comme continue quoique moins sensible sur certains appareils. De ce mode d'agir naissent des avantages dans plusieurs états pathologiques ; elles ne sont pas aussi anodines qu'on semble le croire; toniques et sédatives à la fois, c'est probablement à leur limon onctueux, substance végétale et animale, produit organisé *sui generis* très-abondant, qu'il faut attribuer en partie les qualités toutes spéciales qu'elles possèdent et qui indiquent les sujets et les maladies qu'il convient de soumettre de préférence à leur action.

Quoique résolutives aussi par les sels qu'elles renferment, il ne faut pas s'attendre à ce que les eaux de Néris changent un état constitutionnel : leur puissance, plus limitée, n'est incontestable que dans l'apaisement de la douleur. C'est surtout à cet élément de la maladie qu'elle répond, c'est aux perturbations du système nerveux qu'elle s'adresse. Grâce aux eaux de Néris, je suis parvenu maintes fois à faire tomber des souffrances qui, chez des goutteux, s'etaient montrées réfractaires à tous les moyens employés.

Entre toutes les eaux qui se rencontrent sur le sol français, dans ma conviction basée sur l'expérience, les eaux de Néris méritent d'être placées en première ligne dans la médication de cette forme particulière de la goutte dont les symptômes sont généraux, qui est marquée par un état névropathique profond, s'irradiant sur les principaux organes, troublant plusieurs fonctions importantes. Le plus souvent, la maladie originelle a revêtu ce caractère grave à la suite de traitements prolongés, empiriques ou intempestifs, lorsqu'elle a été contrariée dans ses manifestations naturelles. Elle persiste, comme toutes les névralgies, avec des exacerbations irrégulières. Les malades, suivant le mot d'un goutteux, d'Hombres-Firmas, sont des baromètres vivants impressionnables à l'excès. Le système nerveux tout entier est envahi et pénétré. Il n'est pas rare de ne constater aucun gonflement, aucune lésion matérielle qui puisse donner l'explication des troubles signalés dans la sensibilité organique. Quelques auteurs, à la vérité, ne reconnaissent dans ces désordres qu'une simple névrose, qu'une névralgie chronique. Pour moi, je me crois suffisamment autorisé par des observations rigoureuses de cause à effet pour placer cet état morbide sous la dépendance de la goutte ou du rhumatisme goutteux. Les conditions dans lesquelles cette névralgie s'est développée, l'ordre de succession, la marche, l'opiniâtreté du mal, et par intervalle, la périodicité des crises qui reviennent avec de légères fluxions œdémateuses sur les articulations, confirment mon diagnostic d'une manière incontestable.

Cette diathèse, désespoir des médecins et des malades, succédant, ainsi que je l'ai montré, à l'emploi des remèdes perturbateurs, violents, n'est pas la forme la plus susceptible de compromettre l'existence. Répandue pour ainsi dire également dans toute l'économie, elle devient en quelque sorte, par cela même, moins redoutable dans ses suites, comme si les douleurs disséminées dans tout le corps se faisaient équilibre pour arrêter les jetées locales, conjurer les métastases.

C'est en vain que l'on tentera ici des drogues puisées dans les laboratoires de la pharmacie : les bromures, l'iodure, le quinquina, l'aconit, etc., restent sans influence lorsqu'ils ne deviennent pas dangereux, ce qui est trop fréquent. Le temps, les seules forces de la nature ne suffisant pas non plus, je ne crains pas, depuis nombre d'années, de prescrire dans ces circonstances les eaux de Néris dont l'innocuité m'a été prouvée par une longue pratique.

Plus d'une fois, leur action bienfaisante a suffi pour procurer un repos réparateur. L'espérance, le courage renaissent lorsque les douloureuses angoisses auxquelles sont en proie les malades tombent ou diminuent sous l'influence de cette heureuse médication. Si le but final n'est pas atteint, n'avons-nous pas rempli déjà une bonne part de notre noble mission en soulageant, sans rien compromettre, des maux qu'il n'est pas en notre pouvoir de guérir ?

Les effets des sources du Néris sont plus constants, plus radicaux dans cette variété de goutte rhumatismale, que Trousseau, qui ne l'admet point, nomme *rhumatisme noueux.* Elle frappe alternativement ou ensemble les petites articulations, les phalanges des membres supérieurs en particulier ; elle se rencontre plus ordinairement chez les femmes que chez les hommes, occasionne des douleurs plus vives la nuit que le jour ; la chaleur aussi bien que le froid les exaspèrent, la moindre pression les augmente ; les doigts, au niveau des articulations, se gonflent, se déforment, se déjettent en dehors, s'ankylosent ; les mouvements, les actes de préhension les plus simples sont rendus très-difficiles ; tout travail délicat de la main est impossible. Ce ne sont pas toujours des concrétions tophacées, mais des inflammations chroniques du périoste, des engorgements avec épaississement des membranes séreuses, ligamenteuses qui entraînent ces dégénérescences. Fréquemment, ces altérations locales existent, se manifestent sans que la santé générale ait été ou paraisse troublée en aucune façon.

Il y a dès lors moins d'inconvénients à tenter la résolution de ces lésions arthritiques. Néris, dans ce cas, m'a rendu des services vainement demandés à des eaux thermales plus énergiques. L'expérience m'a conduit à cette conclusion : il ne faut pas, dans cette affection spéciale, calculer d'après le degré de minéralisation les effets, les propriétés des eaux ; les sources les plus chargées en principes salins sont loin d'avoir l'action la plus heureuse dans la forme chronique de la maladie qui nous occupe.

Après les accès plus ou moins intenses, bien que la résolution paraisse complète, qu'il ne subsiste ni engorgement ni douleur, on remarque parfois dans les tissus, les ligaments, les surfaces articulaires, une faiblesse, une raideur persistante contre lesquelles échouent les liniments, les frictions et les douches. Ici encore, suivant des observations réitérées, Néris excelle pour rendre aux membres l'activité, la souplesse, la liberté des mouvements.

Sans songer à traiter la question *in extenso*, j'ai voulu porter mon attention sur les principales manifestations goutteuses dont les caractères tranchés permettent ou réclament, à mon sens, l'intervention de l'hydrothérapie minéralisée. Il va sans dire que la vieillesse, l'état cachectique, les altérations organiques, les désordres névropathiques continus et intermittents, dont le siége est le cœur, le poumon ou la tête, laissent peu de chances d'amélioration. Il serait imprudent de chercher à vaincre des difficultés ou des dangers qui naissent de l'état constitutionnel du sujet autant et plus que de la maladie en elle-même.

Je ne me suis point expliqué, et à dessein, sur la curabilité de la goutte : c'est qu'il est depuis longtemps établi pour moi que la guérison complète, radicale est la très-rare exception ; elle ne s'observe, elle ne s'obtient que dans la goutte récente, simple, acquise ou accidentelle.

Une forme de la goutte interne contre laquelle il est nécessaire, rationnel de réagir est celle qui compromet les organes de la digestion ; elle se rencontre chez les sujets obèses, pléthoriques, ou qui usent largement du plaisir de la table, chez les hommes à occupations sédentaires, ou qui sont adonnés aux travaux de cabinet. On voit les membres primitivement endoloris se dégager, mais le ventre demeure embarrassé. Les malades n'accusent pas de douleurs aiguës, mais des phénomènes muqueux ou dyspeptiques que la diète, le régime et la pharmacie combinés sont impuissants à dissiper.

Chez ces individus, dont le système abdominal offre une prédominance exagérée, la circulation veineuse est entravée, difficile, la constipation permanente ; ces malaises habituels s'accroissent avec l'accès de goutte, persistent après lui, sont évidemment autre chose qu'un état bilieux, saburral, hémorrhoïdaire. Chroniques, indolents d'abord, il se transforment quelquefois brusquement, une jetée a lieu sur les viscères, les reins, la vessie, le foie ; les souffrances intolérables tiennent alors plutôt des névralgies que des inflammations franches.

Les réformes dans le régime les mieux entendues, les précautions les plus sages, les moyens médicaux les plus rationnels cessent de répondre à l'attente du médecin. Le principe de la maladie s'oppose à la résolution des symptômes viscéraux. Lorsque les crises aigues sont passées, c'est encore par les eaux minérales que je cherche à triompher de cet état morbide spécial. Des observations comparatives suivies me conduisent dans ces désordres organiques et fonctionnels, à conseiller de préférence les eaux *calciques magnésiennes*. Celles de Vichy, *alcalines sodiques*, donnent aussi, dans ces affections, des résultats favorables ; mais elles ont ce désavantage de ne pas s'adresser au même degré à toutes les espèces de goutte interne. Aujourd'hui, mon choix se porte plus spécialement sur les eaux de Contrexeville. Diurétiques et laxatives, digestives sans fatiguer, elles activent les sécrétions, augmentent la faculté contractile des organes du ventre. A doses élevées, elles deviennent purgatives. Les bases essentielles à leur composition sont la chaux et la magnésie qui, de tout temps, ont été réputées comme fondantes, agissant avec énergie dans ce que les anciens appelaient les *obstructions viscérales*. Elles aident directement à la déplétion du système abdominal.

Les deux principaux accidents critiques que j'ai notés ne sont point à redouter, loin de là ; ce sont : 1° le gonflement et le flux des veines hémorrhoïdales; 2° une excitation légère, momentanée, un retour de fluxion sur les membres où la goutte avait déjà paru. Je ne sache pas qu'il y ait de médication plus sûre pour régulariser les fonctions, plus puissante pour prévenir les congestions, arrêter les dégénérescences, les affections squirrheuses, qui ne sont pas rares dans la goutte abdominale, qui en deviennent même la terminaison funeste, comme je l'ai prouvé par des exemples consignés dans un travail publié par moi il y a quelques années.

Beaucoup d'autres sources, soit en France, soit à l'étranger, ont été indiquées, je le sais, comme pouvant exercer sur la goutte, sur ses manifestations ou complications nombreuses, une influence salutaire. Je suis loin de contester, de nier encore moins, ce qui a été dit au sujet de cette maladie des eaux de Pougues, Lamalou, Luxeuil, Plombières, Vals, etc., pour ne citer que celles de nos contrées. Mais je ne parle et je ne dois parler, je l'ai annoncé ici, que des faits qui me sont personnels, que de remarques tirées de ma pratique et de ma propre expérience.

Il est, dans notre voisinage, des eaux justement célèbres, fréquentées trop souvent par des malades atteints de la goutte ou du rhumatisme goutteux : ce sont les eaux d'Aix en Savoie. Leur action, j'ose le dire, souveraine dans certaines formes du rhumatisme, dans la sciatique (si elle n'est pas aiguë), a pu donner le change, être cause de leur application dans la maladie spéciale que j'étudie en ce moment. Il faut le constater, les malades, en général, y sont conduits par leur inspiration, leur libre volonté plutôt que par les avis de leur médecin. Les principes constituants très-actifs de ces eaux thermales *hydrosulfurées* les éloignent des sources précédentes et les rendent plus dangereuses. Bien qu'il soit possible de les tempérer, d'adoucir leurs effets résolutifs, très-souvent elles ramènent des crises plus ou moins violentes. Ce sont là les cas les plus heureux, car elles sont sesceptibles de produire des congestions ou des repercussions mortelles. J'ai le regret de pouvoir signaler des accidents semblables.

Guidés par l'espoir de se soulager et plus encore de se guérir rapidement, les malades ignorent ou oublient que les manifestations locales, extérieures de la goutte sont sous la dépendance d'une diathèse, d'une disposition morbide enracinée dans l'économie, et qu'il n'est pas rationnel de les combattre sans chercher à modifier en même temps les conditions générales de la constitution.

Bien que dans la saison dernière j'aie vu deux malades être contraints de suspendre au plus vite un traitement entrepris à Uriage malgré mes avertissements, je ne partage point l'opinion formulée par des médecins distingués qui prétendent que les eaux sulfureuses sont toujours nuisibles et par conséquent contre-indiquées dans la goutte.

Après les recherches, les tentatives diverses qui viennent d'être exposées, j'étais loin, pour ce qui me concerne, d'être satisfait du résultat de mes expériences, lorsque, en 1862, ayant recueilli des renseignements en Suisse et en Allemagne, fort des indications et de l'avis de médecins, de professeurs instruits, encouragé par la lecture de publications sérieuses, après une violente crise, je me suis rendu aux eaux de Baden en Suisse. Le soulagement que j'ai obtenu dès la première année, les études que je me suis imposées, les remarques faites durant mon séjour m'ont encouragé depuis cette époque à prescrire ces eaux à un certain nombre de malades affectés de la goutte simple ou de la goutte rhumatismale.

Les eaux de Baden sont peu connues chez nous ; elles ne sont pas même indiquées dans quelques traités importants publiés en France sur les eaux minérales. Elles ont droit cependant par leur valeur à une mention toute particulière. Ce motif m'engage, me décide à tracer le résumé de mes recherches, de mes observations continuées sur les lieux pendant quatre années. Vingt-six me sont personnelles, tirées de ma pratique; les autres, plus nombreuses, m'ont été fournies par des malades étrangers que j'ai pu interroger et suivre dans les phases diverses de leur traitement.

DEUXIÈME PARTIE.

De l'efficacité des eaux de Baden, en Suisse, dans le traitement de la goutte et de ses manifestations.

Baden, en Suisse, où se trouvent les eaux minérales sujet de ce mémoire, est une jolie petite ville du canton d'Argovie, située un peu sur la hauteur, dans une riante vallée, à proximité d'Arau et de Zurich; ses conditions climatériques sont excellentes.

Il n'y a pas d'établissement thermal proprement dit; les sources sont nombreuses, paraissent venir d'une nappe commune, se font jour de chaque côté de la rapide Limmat, sur les deux rivages, ou du milieu même de son lit; elles sortent du centre d'un bas-fond, au point d'abaissement le plus marqué d'une chaîne de montagnes calcaires renversées et bouleversées par les cataclysmes terrestres, sur une ligne où les couches redressées de gypse et de lias se touchent et servent de point d'appui à divers étages de la formation jurassique.

Les eaux se rencontrent ainsi en dehors et à quelques minutes de la ville. Habilement recueillies, pour la plus grande partie du moins, elles ont été conduites et distribuées par des travaux bien entendus dans quinze ou dix-huit hôtels de différents ordres, la plupart confortables, où fonctionnent les installations balnéothérapiques

Dans les hôtels importants, au Stadhof, par exemple, à chaque chambre est attribué un cabinet de bain qui, durant toute la saison, appartient exclusivement à l'étranger qui l'occupe et qui, suivant ses convenances, peut en user aux heures qu'il lui plaît d'indiquer. Ces bains, vastes et commodes, sont de véritables petites piscines de deux mètres de longueur sur plus d'un mètre et demi de large. S'il est besoin, l'eau coule, se renouvelle incessamment à volonté.

L'éloignement, la difficulté des transports, la dépense considérable apportaient autrefois des obstacles sérieux pour la plupart des malades de nos pays; aussi, allait-on rarement à Baden.

Les conditions sont changées aujourd'hui, toutes les difficultés sont moindres. Le chemin de fer qui relie Genève et la Suisse à l'Allemagne traverse la station thermale. De Lyon, le voyage est devenu facile et peut s'exécuter agréablement en 14 ou 15 heures. Les eaux de Baden sont les plus fréquentées de toutes celles de la Suisse; près de vingt mille étrangers s'y rendent, chaque année, de la Belgique, de l'Allemagne, de la Russie, aussi bien que de la Suisse et de l'Italie. On y rencontre de nombreux Parisiens; mais les Français y viennent surtout, et depuis longtemps, de l'Alsace et de la Lorraine. Les affections pour lesquelles ces eaux sont conseillées sont très-diverses. On y voit principalement des malades atteints de certaines lésions des voies respiratoires, de troubles des organes digestifs et de leurs annexes, et des systèmes lymphatique, cutané, utérin, enfin d'arthritisme dans ses variétés, dans ses formes nombreuses; les propriétés physiques et chimiques des eaux expliquent à la fois la présence de ces malades et ses bons effets que j'ai constatés dans quelques-uns de ces cas.

De nombreuses analyses ont été faites par des hommes expérimentés; mais celles que je connais, toutes d'ancienne date, n'ont pas été obtenues par les procédés nouveaux, perfectionnés, de la science chimique de nos jours. Ces opérations sont consignées dans le remarquable ouvrage publié, en 1846, par le docteur J.-A. Minnich, sur *Les eaux thermales de Baden, en Suisse.* C'est dans ce livre, qui révèle un savant médecin, un consciencieux observateur, c'est dans la conversation de ce collègue distingué que j'ai puisé une partie des notes qui suivent.

La masse d'eau thermale actuellement utilisée à Baden est énorme. D'après la mesure de la contrée, les sources fournissent, pour alimenter quatre cents bains environ, cinq cent trente pots par minute, soit sept cent soixante-trois mille deux cents pots en vingt-quatre heures. Le pot représente plus d'un litre et demi (mesure de France); un million deux cent mille litres, ou cent vingt mille hectolitres sont donc débités par jour.

La température des différentes sources varie très-peu, elle est de 39 à 40 degrés Réaumur, ou 50 à 51 degrés centigrades. Il faut donc laisser refroidir les eaux dans les réservoirs avant d'en faire usage. Elles sont limpides et incolores, un peu salées au goût, et, prises à la source, laissent échapper une très-légère odeur d'acide sulfurique. Par les temps d'orage, vues en masse, elles prennent une teinte diaphane d'un bleu de lait qui passe même au bleu d'azur. Ce changement dans la coloration, suivant les circonstances atmosphériques, se produit, du reste, dans beaucoup d'eaux minérales sans qu'on ait pu jusqu'ici en déterminer exactement les causes.

Pour faire connaître la composition chimique des eaux de Baden, au lieu de rappeler toutes les analyses qui ont été publiées, je me contente de donner ici celle du professeur Lœwig ; elle se trouve dans son écrit : *Les eaux minérales de Baden, en Suisse, étudiées sous le rapport physico-chimique.*

Voici les éléments solides retirés par lui de 100 parties d'eau :

Chlorure de sodium............	1,69820
Sulfate de soude..............	0,29800

Chlorure de potassium..........	0,09262
Sulfate de chaux..............	1,41418
Sulfate de magnésie............	0,31800
Chlorure de calcium............	0,09362
Chlorure de magnésium.........	0,07375
Bromure de magnésium.........	des traces.
Carbonate de chaux............	0,33854
— d'albumine...........	0,01992
— de strontiane.........	0,00066
Lithium........................	des traces.
Fluate de chaux...............	0,00209
Phosphate d'alumine...........	0,00086
Silice.........................	0,00096
Matière organique..............	des traces.
	4,35140

Cette analyse en est la preuve, les eaux de Baden ne sont pas fortement minéralisées ; aussi, je pense avec les auteurs que ce n'est pas à ces seuls principes qu'elles sont redevables de leurs remarquables propriétés thérapeutiques ; mais encore, mais surtout peut-être, à la grande quantité de gaz, de principes volatils qu'elles renferment. Il s'échappe des sources une quantité de bulles de gaz qui arrivent par secousses à la superficie de l'eau et la font paraître constamment en ébullition. D'après Lœwig, d'un volume de cent parties de ce gaz on obtient en moyenne :

Acide carbonique................	33,33
Gaz azote......................	66,35
Oxygène.......................	00,32

Ce gaz au moment de l'évaporation offre une forte odeur d'hydrogène sulfuré.

Un fait curieux est le suivant : On découvre de notables amas de soufre sublimé au-dessous du couvercle des bassins, lorsqu'on vient à le soulever, et les eaux elles-mêmes ne contiennent point d'hydrogène sulfuré dans leur composition qui ait pu produire ces dépôts au contact de l'air. Ce soufre s'échappe donc avec les gaz, semble être simplement en suspension dans l'eau et non point en combinaison avec elle. L'odeur d'acide sulfhydrique est faible, très-fugace, ne se constate qu'à l'entrée des sources. Il est difficile dès-lors de classer celles de Baden parmi les sources sulfureuses. Je les range plutôt au nombre des eaux *salines mixtes* (classification de MM. Pétrequin et Socquet). Par leurs éléments aussi bien que par leurs qualités thérapeutiques, elles peuvent être rapprochées des eaux de Carlsbad en Bohême plus que de toutes les autres sources. Seulement dans celles de Carlsbad c'est le sulfate et le carbonate de soude qui prédominent, et dans les thermes de Baden c'est le sulfate de chaux et de magnésie, avec le chlorure de sodium.

Il est indispensable, je l'ai indiqué ci-dessus, de bien déterminer les substances matérielles qui entrent dans la constitution des eaux minérales. Mais, il ne faut pas perdre de vue que les principes excitants sont entre eux dans des rapports tout à fait spéciaux ; ils ne sont nullement juxta-posés les uns aux autres et dans une dépendance mutuelle comme les présente l'analyse chimique ; toutes les parties sont invariablement unies et un tout homogène, doué d'une énergie d'action qui lui est propre, et ne peut s'expliquer uniquement par les démonstrations chimiques. Il faut encore consulter l'impression exercée sur les corps vivants, l'observation pratique qui est là pour nous apprendre que l'organisme humain est le réactif le plus sensible des eaux thermales, en même temps que l'appareil physique le plus grand et le plus exact qui se puisse trouver. Cette remarque est de Gœthe. Sa justesse est mise en évidence une fois de plus par le mode d'action, d'excitation que l'on constate à Baden.

Les anciens avaient admis dans les eaux des formes propres, ignorées dans leurs causes, mais qui se révélaient par leurs effets intimes; ne pouvant définir ces forces, ils leur avaient donné le nom *d'esprit des sources*. Me bornant à un seul point de pathologie, je ne veux rechercher présentement que l'influence exercée sur la goutte et les manifestations goutteuses par *l'esprit des sources de Baden*.

Dans les différents ouvrages de thérapeutique thermale, si un grand nombre d'eaux sont indiquées comme susceptibles d'agir heureusement sur la goutte, il n'existe que trois principaux établissements, réputés entre tous les autres, qui aient fixé d'une façon toute particulière en Europe l'attention du monde médical et des malades : Vichy en France, Wiesbaden dans l'ancien duché de Nassau, et Carlsbad en Bohême. Déjà, j'ai exprimé mon opinion sur les effets des eaux de Vichy. Je n'ai jamais expérimenté les eaux de Carlsbad, je n'ai vu que deux malades qui aient fréquenté Wiesbaden, je ne me permettrai donc pas de parler d'après moi-même de leurs propriétés spéciales.

Les savants travaux, les consciencieuses études de Ch. Braun, confirmées par les observations de Rilliet, mettent, à mes yeux, hors de doute l'action exceptionnelle des thermes de Wiesbaden dans l'affection qui nous occupe, dans le plus grand nombre de ses manifestations, et m'inspirent une foi entière puisque leurs affirmations sont appuyées sur des faits authentiques. Carlsbad, surnommé par J. Franck, je crois, le roi des eaux minérales, mérite aussi sa réputation, si on accepte le témoignage de médecins recommandables, Kreysig, Patissier, J. de Carro, Helfft, Constantin James. Plusieurs de ces auteurs, toutefois, limitent les vertus souveraines de ces eaux à quelques formes seulement de la goutte ou de ses complications.

Le traitement thermal de la goutte est donc généralement très-restreint. Des expériences personnelles répétées durant quatre années, pour ce qui me concerne, et durant sept pour un certain nombre de malades, m'autorisent à soutenir que les eaux minérales de Baden en Argovie sont très-efficaces, méritent d'être placées sur la même ligne, au même rang, par les services qu'elles peuvent rendre dans une affection constitutionnelle si douloureuse et si opiniâtre. Lorsque les remèdes pharmaceutiques actifs se montrent insuffisants, nuisibles, dangereux même, n'est-il pas opportun de chercher à propager une médication dont les avantages et l'innocuité me sont démontrés par la pratique? Je ne crains pas de le dire, c'est une nouvelle ressource, trop longtemps ignorée ou négligée, que je propose avec confiance, convaincu que les observations de mes collègues confirmeront celles que je viens leur soumettre.

Les eaux de Baden agissent, suivant moi, non point seulement parce que leurs qualités alcalines modifient un ou plusieurs des symptômes de la goutte, décomposent les principes azotés, les acides qui surabondent dans l'économie et activent leur excrétion, mais parce que leurs effets se font sentir sur l'état diathésique en impressionnant l'ensemble de l'organisme. L'expérience établit que leur action est plus profonde, *reconstituante*, *vivifiante*, tonique et consécutivement résolutive. C'est en régularisant les fonctions qu'elles favorisent l'élimination des produits morbides ; elles préviennent le retour ou la violence des crises en dissipant ou atténuant pour un temps plus ou moins prolongé les causes ordinaires qui les occasionnent ou les prolongent.

Les résultats thérapeutiques des eaux découlent des changements qu'elles produisent dans la somme des *activités*, des forces qui constituent ou entretiennent la vie : par l'influence générale ou locale exercée sur le système nerveux qui préside à toutes les transformations, elles tendent à substituer des manifestations régulières, physiologiques aux dispositions morbides qui donnent naissance à la goutte ; elles portent leur effet non sur tel ou tel système, mais sur les mouvements intimes, moléculaires qui s'accomplissent dans tout le corps humain. C'est ainsi du moins que m'est apparu leur mode d'action, c'est ainsi que je comprends celui de toutes les eaux thermales sagement administrées, lorsque leur *spécialité* a été mise en évidence par la pratique.

Le problème à résoudre est celui-ci : combattre par le moyen des principes chimiques, des autres qualités propres des sources thermales, les phénomènes vitaux affectés, pervertis par les maladies.

Pour l'explication des faits observés à Baden, il est certain qu'il faut prendre en considération la nature des eaux. Leurs éléments physiques, chimiques et dynamiques réunissent des combinaisons qui paraissent s'harmoniser particulièrement avec l'organisme qu'il est nécessaire de modifier dans son état matériel et dans ses fonctions, lorsque la goutte est venue les troubler et les compromettre.

Pour impressionner la constitution, rétablir l'équilibre rompu, les eaux de Baden s'adressent à trois systèmes d'organes principaux. Comme les eaux de Vichy, elles agissent par leur composition minérale sur les organes du ventre en modifiant, régularisant les fonctions digestives. Elles ramènent souvent l'assimilation, la nutrition à leur véritable état physiologique. Dès lors, les produits anormaux, dont la présence dans le sang est un des caractères les plus constants dans la goutte, cessent de se former en proportion trop considérable. On voit les acides, les sels, urates, phosphates, etc., diminuer progressivement, tandis que l'activité plus grande imprimée à la sécrétion urinaire devient une voie exceptionnelle d'élimination. La peau subit pareillement une influence salutaire : ses fonctions, à leur tour, sont stimulées à mesure que sa vitalité augmente ; le système lymphatique participe à ce mouvement, prête son concours dans les changements que subit la disposition générale pathologique. C'est, en première ligne, de l'ensemble de ces faits que naît la force médicatrice. Les eaux possèdent d'autres qualités propres qui viennent accroître leurs vertus curatives et apportent leur contingent dans les résultats poursuivis. L'élément *chaleur* demande ici une mention toute particulière ; les éléments matériels primitifs leur doivent sûrement, en partie, la *modalité* d'action. Quelques médecins sont allés jusqu'à soutenir que la chaleur donne exclusivement leur *spécialité* à certaines sources minérales. Plusieurs ont voulu prétendre, ont essayé de faire admettre que les eaux de Carlsbad, par exemple, ne tirent leur incontestable valeur dans la goutte que de leur *thermalité*. Mais en laissant de côté les principes minéralisateurs, il faut bien tenir compte des principes volatils, des gaz nombreux, de l'électricité qui se dégagent avec la chaleur : à Baden, ils jouent certainement un très-grand rôle. Scoutteten a signalé, depuis fort longtemps, l'influence de l'électricité dans la médecine hydrothérapique. Le docteur Minnich, dans son livre sur *Les eaux de Baden*, accorde une très-grande part dans la cure dont il a été témoin, il a démontré l'existence, le dégagement de ce fluide par une observation péremptoire.

Une dame affectée de rhumatisme était soumise à la douche chaude ; un soir elle vit jaillir de toutes les parties de son corps exposées à cette pluie d'eau minérale de véritables étincelles électriques. Ce ne pouvait être une illusion d'optique, les éléments devenaient d'autant plus visibles que l'on augmentait davantage l'obscurité de la chambre, et de quelque façon qu'on se plaçât, soit en face de la lumière, soit en lui tournant le dos, c'était toujours de même. Après quelques douches le phénomène cessa complètement et en même temps le rhumatisme guérit.

S'il est impossible de préciser les causes qui donnent aux eaux *leur spécialité* propre, et d'établir la part revenant à chacun des éléments qui constituent entre eux un tout homogène, fixe, invariable, il est difficile de nier les avantages que la médecine retire de cette combinaison, telle qu'elle existe à Baden.

Ces eaux, considérées d'une manière générale dans leurs effets, il est permis d'avancer, comme je l'ai dit plus haut, qu'elles sont toniques, résolutives, et cependant sédatives plutôt qu'excitantes, lorsqu'elles sont administrées dans les cas voulus et par un médecin expérimenté.

Prises en bain, à une chaleur tempérée, elles déterminent une sensation de bien-être que je ne me souviens pas d'avoir éprouvée au même degré dans d'autres thermes.

Telle est, d'une manière sommaire, la façon dont à mon sens on peut concevoir l'action thérapeutique des eaux minérales de Baden (Suisse) contre la goutte et ses diverses manifestations morbides.

www.ingramcontent.com/pod-product-compliance
Ingram Content Group UK Ltd.
Pitfield, Milton Keynes, MK11 3LW, UK
UKHW021204230726
13926UKWH00001B/311

9 782014 075151